RÉFLEXIONS

SUR

LA CANTHARI-SANGSUES-MANIE;

Par J.-S. VAUME,

DOCTEUR EN MÉDECINE, ANCIEN MÉDECIN DE L'HÔPITAL DU ROULÈ, MÉDECIN DE L'UNIVERSITÉ DE LOUVAIN, MEMBRE DU COLLÉGE DE MÉDECINE DE BRUXELLES, ANCIEN CHIRUR-GIEN EN CHEF DE L'HÔPITAL MILITAIRE D'AJACCIO, ANCIEN CHIRURGIEN-MAJOR DU RÉGIMENT DU PRINCE DE LIGNE AU SERVICE DE L'EMPEREUR D'ALLEMAGNE, etc., etc.

> Quæ judicantur, et judicata sunt integre, neque movere oportet, neque novare, neque medicamentis, neque áliis irrita-mentis, sed sinere.
>
> HIPPOCRATE, *Aphor.* XX, sect. I.

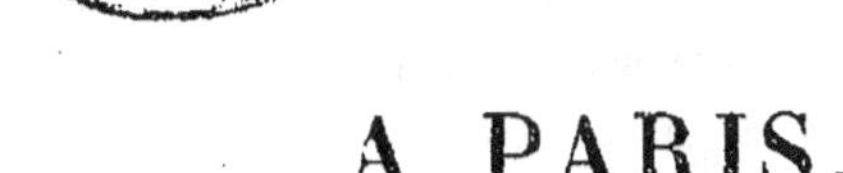

A PARIS,

CHEZ ANTH^e. BOUCHER, IMPRIMEUR-LIBRAIRE, RUE DES BONS-ENFANS, N°. 34;

ET MÉQUIGNON-MARVIS, RUE DE L'ÉCOLE DE MÉDECINE, N°. 3.

1823.

RÉFLEXIONS

LA CANTHARI-SANGSUES-MANIE.

CE mot est assez long, suivant l'usage moderne ; mais il rend assez bien mon intention de combattre des sys‑ tèmes qui s'établissent dans la pratique de la médecine, aussi dangereux, pour le moins, que ceux qui les ont précédés ; ils sont, en médecine, ce que les partis sont en politique, les fléaux des nations. Récapitulons de ces systèmes ceux qui, de nos jours, ont eu la plus grande vogue, et qui, par conséquent, ont fait le plus de mal à l'humanité (1).

---

(1) J'ai adressé ces réflexions à M. Béclard, pour être insérées dans les *Archives Médicales*, dont il est le rédacteur, en le priant de me renvoyer mon manuscrit dans le cas où le Comité ne juge‑ rait pas à-propos d'acquiescer à ma demande. Je désirais savoir en même temps l'opinion d'un professeur aussi impartial que savant : voici la réponse qu'il m'a fait parvenir, qui mérite au moins mes remercîmens ; je dois m'abstenir de toute autre réflexion sur le refus d'insertion de la part du Comité.

A M. le Docteur Vaume.

Monsieur et très honoré Confrère,

« Le comité des archives a reçu avec reconnaissance l'article que vous avez bien voulu lui envoyer. Les abus que vous signalez sont

(4)

En commençant ma carrière médicale, je ne pouvais
que gémir sur l'abus qu'on faisait de la saignée; lorsque
la pratique m'eut éclairé, je me suis opposé au système
de Brown, prêtre, ensuite avocat, et finalement médecin, qui n'admettait que les excitans et les échauffans,
moyens certains d'éloigner la mort, disait-il, qui n'est
qu'un refroidissement. Le quinquina fut ensuite prodi-
gué dans toutes les maladies; les purgatifs ont eu leur
tour, et on purgeait à tort et à travers, disant qu'on ne
pouvait trop *nettoyer sa maison.* Aujourd'hui ce sont
les vésicatoires et les sangsues qui sont à la mode, et
on prodigue ces moyens curatifs sans aucune mesure;

---

sans doute graves *et se renouvellent souvent;* il est du devoir des
praticiens éclairés de les dévoiler. Mais le Comité pense que votre
travail ne repose point sur des faits assez nombreux et assez précis
pour justifier les conséquences générales que vous tirez; il craint que
le public ne prenne pour de la déclamation ce qui au fond paraît être
le résultat d'une longue expérience.

» J'ai l'honneur d'être, etc., etc.

» 13 mars 1823. »

Le Comité se plaint que les faits que je cite ne sont pas assez
nombreux; je puis le satisfaire à ce sujet, au risque de l'ennuyer par
des répétitions fastidieuses. Le Comité ajoute que les faits ne sont
pas assez précis, je peux encore le satisfaire sur ce point en nom-
mant les personnes. Quant à la crainte du Comité que le public ne
prenne pour déclamation *ce qui au fond paraît être le résultat
d'une longue expérience,* j'observe que je n'ai employé que des
exhortations à mes Confrères de se prémunir contre les systèmes, et
s'il m'est échappé un peu de déclamation, on convient *qu'elle paraît être le résultat d'une longue expérience.*

avec ces deux mots, il n'est plus nécessaire d'étudier l'art de guérir; on peut brûler tous les livres de médecine; Hippocrate, Galien, Boerhave, Van-Swiéten, etc., n'ont été que des ignorans qui 'n'ont rien vu ni observé : on peut donc fermer les écoles où l'on enseigne leurs doctrines; on a eu tort de rétablir celle de Paris; il aurait suffi de graver sur les portes les deux mots magiques : *vésicatoires et sangsues.*

Dans ma retraite j'entends parler d'un autre système nommé débilitant, qui est l'antipode de celui de Brown, qui ne voulait que des excitans; le *quò natura vergit* d'Hippocrate n'a aucune autorité pour ces praticiens; d'autres, plus téméraires, répandent dans les sociétés qu'il n'y a pas eu de science médicale jusqu'à ce jour, que ce sont eux qui en posent les fondemens; et pour premier précepte, ils prétendent qu'il faut anéantir les maladies aussitôt qu'elles paraissent; leurs moyens les plus efficaces sont les vésicatoires par douzaine, et les sangsues par centaine. Malheureuse humanité, tu es la victime de tous ces systèmes aussi absurdes que funestes! Heureusement qu'ils ressemblent à ces maladies épidémiques, qui cessent d'elles-mêmes, mais après avoir détruit une partie de la génération.

Je déclare que je ne désigne personne, je n'attaque que les choses; je dirai même avec satisfaction qu'un grand nombre de mes confrères, tant jeunes qu'anciens, ont su profiter des découvertes qu'on a faites dans la science, en se préservant de la *canthari-sangsues-manie*, et en gémissant comme moi de l'abus effrayant qu'on fait de deux moyens curatifs des plus efficaces, lorsqu'ils sont administrés avec discernement.

Je ne parle donc que contre ces praticiens irréfléchis qui méprisent les préceptes de l'art parce qu'ils les ignorent, n'observent pas les fonctions immuables de la nature, négligent la connaissance des maladies, leurs marches et leurs effets dans le corps de l'homme, parce qu'ils trouvent plus commode d'appliquer dans toutes circonstances les mêmes moyens, *les vésicatoires et les sangsues.* Ils prôneront peut-être la guérison d'un certain nombre de malades qui ont résisté à la maladie et au traitement, se tairont ou s'étourdiront sur ceux qui en ont été victimes, ou en auront éprouvé des suites pénibles et souvent funestes.

Si ce désordre continue, notre patrie, jusqu'ici le centre des sciences et des arts, sera livrée aux systèmes et aux préjugés de toutes espèces, et ce sera dans les pays étrangers qu'il faudra aller s'instruire et s'éclairer.

Ne soyons, mes chers confrères, d'aucun parti; ne suivons aucun système; ne soyons ni excitans, ni débilitans, mais soyons médecins; nous mériterons ce titre honorable en nous appliquant à toutes les parties de l'art de guérir, en étudiant les maladies, en observant leurs effets dans le corps humain, en aidant la nature par tous les moyens que la pharmacie, la chimie et la botanique nous offrent, qui, sagement administrés, ne troubleront pas les maladies dans leurs marches, ce qui ne se fait jamais sans dangers; et nous obtiendrons la douce satisfaction d'avoir opéré, non des cures palliatives, mais radicales, sans lesquelles il n'y a pas de bonne santé à espérer.

L'amour de la science et de l'humanité m'a entraîné au-delà des limites ordinaires d'un exorde; je le termine, et je vais parler des vésicatoires, ensuite des sangsues, de leur utilité, et des abus qu'on en fait aujourd'hui.

Des Vésicatoires.

Il paraîtrait par l'abus étonnant que l'on fait aujourd'hui des vésicatoires, qu'on croit pouvoir les employer sans aucun examen dans toutes les indispositions, dans toutes les maladies, et dans toutes leurs périodes : c'est une grande erreur qui a eu des milliers de suites funestes. Comment un praticien peut-il ignorer que les mouches cantharides, mises en poudre subtile, et appliquées sur la peau, s'introduisent par ses pores dans toute l'économie animale? Si l'on a su choisir le moment favorable, les cantharides produiront un agacement salutaire qui ranimera les forces vitales lorsqu'elles sont trop faibles ou prêtes à s'éteindre, et rappelleront ainsi l'homme à la vie; mais si ce topique est appliqué pendant la fièvre, lorsque les nerfs sont agacés, ou dans le commencement des maladies, *dùm symptomata vigent*, il produira les effets les plus nuisibles, mettra le trouble dans toute l'économie animale, dérangera la marche naturelle de la maladie, au point que le meilleur praticien

aura souvent peine à la reconnaître ; les vésicatoires conviendront conséquemment dans le premier cas, et seront
funestes et même meurtriers dans le second : c'est donc
l'à-propos qu'il est important de saisir ; trop tôt vous
augmentez le mal, trop tard la nature ne pourra plus
seconder l'effet du remède.

J'entends souvent dire que les vésicatoires n'ont pas
produit d'effets, ou, comme on dit vulgairement, *qu'ils
n'ont pas pris* ; je déclare que je n'ai pas besoin d'autre
preuve pour décider qu'ils ont été appliqués à contre-
temps, c'est-à-dire dans le trouble ou l'agitation de la nature ; comment peut-on espérer d'établir dans ces momens une suppuration, ou seulement attirer une sérosité
à l'endroit des vésicatoires, puisque nous voyons journellement les vésicatoires se dessécher, et les suppura-
tions les mieux établies, disparaître au premier accès de
fièvre un peu considérable : l'effet des cantharides se porte
alors dans toute l'économie animale, particulièrement
sur les voies urinaires avec dysurie, même suppression des urines ; ces accidens conduisent souvent le malade au tombeau.

Les vésicatoires conviennent encore lorsqu'une hu-
meur nuisible se porte vers un organe ; ils doivent alors
être appliqués temporairement sur une partie du corps
éloignée du mal pour opérer une diversion salutaire en
attendant qu'on puisse combattre le mal par des remèdes internes. Ce n'est que dans ces deux circonstances, je dis même uniques, qu'on doit recourir aux

vésicatoires ; je répète la condition essentielle que le malade soit dans un état calme, sans échauffement, ni fièvre d'aucune espèce.

Je conviens que c'est bien restreindre leurs usages ; il restera cependant encore bien des cas où ce remède sera de la plus grande utilité pour l'art de guérir.

Si l'on voulait des preuves de ce que j'avance , je pourrais en fournir un grand nombre ; je me bornerai à deux , qui les premières se présentent à ma mémoire. Un jeune homme, âgé de quatorze à quinze ans , fut attaqué d'une fièvre putride ; deux de mes confrères très renommés insistèrent sur l'application des vésicatoires, par rapport au délire , symptôme inséparable de cette maladie ; je témoignai mon appréhension contre ce moyen , vu la violence de la fièvre ; je dus céder à l'opinion de la majorité , mais je me réservai l'application des vésicatoires, dans l'intention de les mitiger. Malgré cette sage précaution, l'événement justifia mes craintes ; l'effet des cantharides se porta sur les voies urinaires, avec suppression totale des urines , et érection continuelle ; la fièvre et le délire furent portés au plus haut degré. Mes confrères se réunirent à moi pour ôter les vésicatoires, laver avec des décoctions émollientes les excoriations qu'ils avaient produites, y appliquer des cataplasmes émolliens ; nous administrâmes beaucoup d'émulsions en boisson, et nous parvînmes, en quatre à cinq jours, à faire reprendre à la maladie son cours naturel , et sa terminaison fut heureuse.

Le second exemple que je veux citer, concerne un de nos confrères, qui, sur ma démission, fut nommé médecin à l'hôpital Beaujeon ; quatre jours après que je l'eus installé, il fut atteint de la fièvre qu'on nomme *d'Hôpital* : alarmé de se sentir la tête embarrassée, il se fit appliquer à la nuque un vésicatoire qui s'étendait sur le dos ; le lendemain, l'irritation fut telle dans les muscles des parties environnantes, qu'il fut impossible de séparer les deux mâchoires. Il mourut le quatrième jour de la maladie, dans un délire continuel, sans qu'on ait pu lui desserrer les dents. Ces deux événemens prouveront à toute personne sensée, combien il est dangereux d'appliquer les vésicatoires inconsidérément, et particulièrement lorsqu'il y a fièvre, inflammation, ou irritation.

Les Sangsues.

On m'annonce journellement que des praticiens imbus de la canthari-sangsues-manie, prescrivent en même temps les sangsues et les vésicatoires ; il est cependant impossible que les excitans et les débilitans puissent marcher ensemble sans se nuire : c'est employer le chaud et le froid simultanément, ce qui est contraire à la saine raison et aux préceptes de l'art. S'il y a excès de force et de sang, les sangsues seront indiquées, et les vésicatoires nuisibles ; ceux-ci conviendront s'il y a faiblesse ou inertie, et certes les sangsues alors seront contraires. Il arrive cependant que ces deux moyens peuvent être employés dans le cours de la même maladie, mais à des époques différentes ; les sangsues dans leurs commencemens quand il y a surabondance de sang ; les vésicatoires lorsqu'on craint que la nature ne puisse pas avoir assez de force pour vaincre le mal ; ces deux indications seront faciles à saisir par un médecin praticien. Je déclare donc avec l'assurance que me donne ma longue expérience, que c'est une faute majeure d'employer ces deux remèdes simultanément. Qu'on se persuade que les sangsues ne produisent d'autre effet que de diminuer la masse du sang ; elles seront salutaires quand il y aura excès ; mais ici l'erreur est funeste, car toute évacuation sanguine affaiblira l'action vitale, quand elle a besoin de toute sa force pour dompter le mal ; c'est à peu de chose près comme la saignée ordinaire, qui, dans ces momens, est une sentence de mort ou de vie : quel puissant motif pour ne pas se décider sans les plus mûres réflexions !

Il me reste à parler de l'usage qu'on a adopté d'appliquer les sangsues sur la partie malade ; et sur ce point, il paraîtrait qu'on a renoncé à toute connaissance anatomique. Dans un rhume simple on a appliqué, non pas sur la poitrine, mais sur le bas-ventre, *quarante sangsues*, qui ont mis la personne dans un état d'affaiblissement général qui a duré pendant un mois. Dans les obstructions du foie, on applique grand nombre de sangsues sur cette région, c'est-à-dire sur la peau environnante ; dans les coliques, même manœuvre ; dans les gouttes remontées, soit à la tête, ou à la poitrine, ou à l'estomac, etc., on les pose encore sur la peau environnante; dans les esquinancies de même; ce qui, bien loin de soulager, attire plutôt la maladie vers ces parties : il paraîtrait qu'on a oublié le grand axiome des dérivations si avantageux dans les maladies. *Quand le haut est attaqué, c'est vers le bas, ou à la partie opposée, qu'il faut savoir attirer la maladie.*

Quel bien peut-on espérer dans les obstructions du foie, des sangsues appliquées sur la peau environnante? Le sang circulant dans l'enveloppe du corps n'a aucune communication immédiate avec le foie, qui le reçoit et le renvoie par les artères et veines hépatiques ; les poumons reçoivent ce principe vital, et le renvoient par l'artère et veine pulmonaire, etc., et n'ont de communication avec les vaisseaux sanguins de la peau que par le mouvement général de la circulation. Si vous jugez donc les sangsues nécessaires, appliquez-les sur la partie qui offre le moins d'inconvéniens, et qui a l'avantage d'être la plus rapprochée de l'intérieur du tronc, je veux dire l'anus; par-là vous pourrez faire une dérivation salutaire : j'excepte des hémorroïdes abondantes qui ne peuvent pas fluer, où l'on peut appliquer les sangsues sur le mal.

L'application de ces vers aquatiques, aux jambes ou aux cuisses, ne présente aucun avantage, et laisse souvent des plaies longues à guérir, et remplace mal la saignée du pied.

Je pourrais ici, comme à l'article sur les vésicatoires,

citer beaucoup d'exemples à l'appui de ce que j'ai dit ; je me bornerai encore à deux, qui les premiers s'offrent à ma mémoire.

Un homme d'une forte constitution, et d'une bonne santé, âgé de trente-deux à trente-quatre ans, eut une esquinancie ; un médecin, son ami, lui appliqua au col un grand nombre de sangsues ; je fus appelé le cinquième ou le sixième jour ; le malade se promenait dans sa chambre pour pouvoir respirer : en examinant sa gorge, une odeur de gangrène vint frapper mon organe ; mon confrère fut bien étonné lorsque je lui annonçai que son ami serait mort le lendemain ; il voulut en faire l'ouverture ; nous trouvâmes la glande thyroïdienne, et autres environnantes, entièrement gangrenées. Comme j'avais un droit d'ancienneté sur mon confrère, je lui fis entre nous quelques remontrances, et il me promit qu'à l'avenir ce serait à l'anus qu'il appliquerait les sangsues.

Un riche habitant de la capitale me fournit le second exemple que je veux citer. Il était sujet à la goutte, mais jouissait d'une forte constitution ; le lundi il alla en voiture à sa campagne, revint en ville le même jour ; la nuit il se sentit oppressé par la goutte qui s'était portée aux poumons ; le mardi matin on lui appliqua un grand nombre de sangsues sur la poitrine ; la nuit du mardi au mercredi l'oppression augmenta, et il expira dans la nuit du mercredi au jeudi.

Quel est donc ce système homicide d'appliquer les sangsues dans les maladies humorales ? Croit-on que ces vers aquatiques pourront s'emparer des vices des humeurs ou les corriger? Il paraîtrait que ces praticiens portent encore plus haut leurs projets insensés; ils espèrent par l'application réitérée des sangsues , retirer tout l'ancien sang, laissant à la nature le soin d'en fabriquer de nouveau ; c'est donc une transfusion d'un nouveau genre qu'on veut opérer. Ce projet pourra paraître sublime aux ignorans, et à quelques vieillards qui espéreront pouvoir récupérer leur ancienne vigueur. Qui ne se réjouirait pas d'un si sublime bienfait ? Malheureusement la raison et l'expérience viennent détruire ces illusions : la première nous dit que le sang nouveau n'a point ce principe vital qui est l'ouvrage du temps ; la seconde nous démontre que les évacuations sanguines répétées mal à propos, affaiblissent l'individu , anéantissent ses facultés ; et ceux qui peuvent surmonter ces traitemens , en ressentent au moins de mauvaises suites, même pendant plusieurs années.

Abandonnez donc, mes chers Confrères , ces systèmes erronés , aussi contraires aux règles de l'art, que funestes pour l'humanité. Oui, la médecine a ses principes certains, puisqu'ils sont fondés sur la marche uniforme de la nature ; il n'est question que de les connaître. Qu'ils se désabusent ceux qui croient pouvoir impunément arrêter le cours naturel des maladies, ou, comme des imprudens disent , *couper la maladie*: on peut bien les prévenir ; mais quand elles sont établies, c'est comme un coup de fusil qu'on pouvait éviter; mais dès qu'il est reçu, il ne reste plus qu'à faire ses efforts pour le guérir. Ma sincérité et ma longue expérience méritent votre confiance ; aucun motif d'intérêt ne peut me guider, puisque j'ai cessé, depuis plusieurs années, d'être votre rival dans la pratique de la médecine : garder le silence sur des abus aussi funestes, quand je puis au moins les signaler, ce serait m'en rendre complice.

FIN.

Imprimerie Anthelme Boucher, rue des Bons-Enfans, Nº. 34.